Tc 31
191

DE
L'ALLAITEMENT ARTIFICIEL

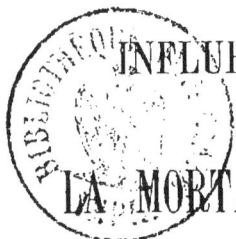

INFLUENCE DU BIBERON

SUR

LA MORTALITÉ DES ENFANTS

DANS LE DÉPARTEMENT DU CALVADOS

PAR

LE Dr DENIS-DUMONT

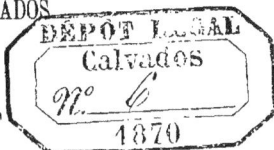

MÉDECIN DES ÉPIDÉMIES, CHIRURGIEN-ADT DES HÔPITAUX, PROFESSEUR
A L'ÉCOLE DE MÉDECINE

La mortalité des jeunes enfants est une honte
pour le présent et un danger pour l'avenir.
BOUDET (*Académie de Médecine*).

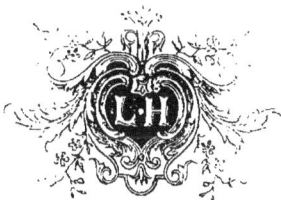

CAEN

TYP. DE F. LE BLANC-HARDEL, LIBRAIRE
RUE FROIDE, 2

—

1869

DE L'ALLAITEMENT ARTIFICIEL.

INFLUENCE DU BIBERON

SUR

LA MORTALITÉ DES ENFANTS

DANS LE DÉPARTEMENT DU CALVADOS.

On sait que le dénombrement de l'année 1865 a constaté en France un ralentissement sérieux dans le mouvement progressif de la population. Plusieurs départements même ont subi une dépopulation réelle : de ce nombre est le département du Calvados.

Parmi les causes nombreuses qui doivent être invoquées et dont il est, au reste, extrêmement difficile de déterminer exactement l'action, vient se ranger la grande mortalité des enfants.

Consulté par M. le Préfet sur l'influence que pouvait exercer, à l'égard de cette mortalité, l'usage du *biberon* ou de l'allaitement artificiel si commun dans notre pays, le Conseil d'hygiène du département nous chargea de faire sur cet important sujet un rapport dont une analyse très-succincte se trouve au compte-rendu des travaux de ce Conseil.

Dans la discussion sur la mortalité de l'enfance à laquelle l'Académie de Médecine de Paris consacre en ce moment de nombreuses séances, discussion la plus grave peut-être à laquelle elle se soit jamais livrée, le résumé de notre rapport, quoique fort incomplet, a été plus d'une fois cité ; et la bienveillante appréciation qu'en ont faite à la tribune quelques membres éminents de la savante Compagnie, MM. Fauvel et Boudet, nous ont valu l'honneur d'un assez grand nombre de demandes de renseignements, auxquelles nous ne pouvons répondre qu'en faisant imprimer le rapport à peu près tel qu'il a été présenté au Conseil de salubrité.

Quelque précieux que soit pour nous le témoignage d'hommes aussi compétents, nous savons combien une œuvre qui, si nous ne nous trompons, est entreprise pour la première fois, doit être imparfaite et laisser de lacunes.

Ce n'eût pas été, suivant nous, satisfaire à l'attente de l'Administration qui confiait au Conseil une mission des plus sérieuses, que de conclure ainsi : *l'allaitement naturel est préférable à l'allaitement artificiel*. Cette réponse eût paru banale à force d'être juste. — Aussi avons-nous cru devoir concentrer nos recherches en vue d'établir des chiffres aussi précis que le comportent les difficultés de pareilles investigations.

Mettant à profit les critiques sérieuses, nous n'avons pourtant pas la prétention d'avoir obtenu, dans une question aussi délicate et aussi neuve, une exactitude absolue ; mais, quelle que soit la distance qui nous en sépare, nous ne regarderons pas nos efforts comme stériles si, en présentant le tableau des incroyables abus dont nos enfants sont chaque jour victimes, nous pouvions contribuer à en soustraire même un seul à leur influence mortelle !

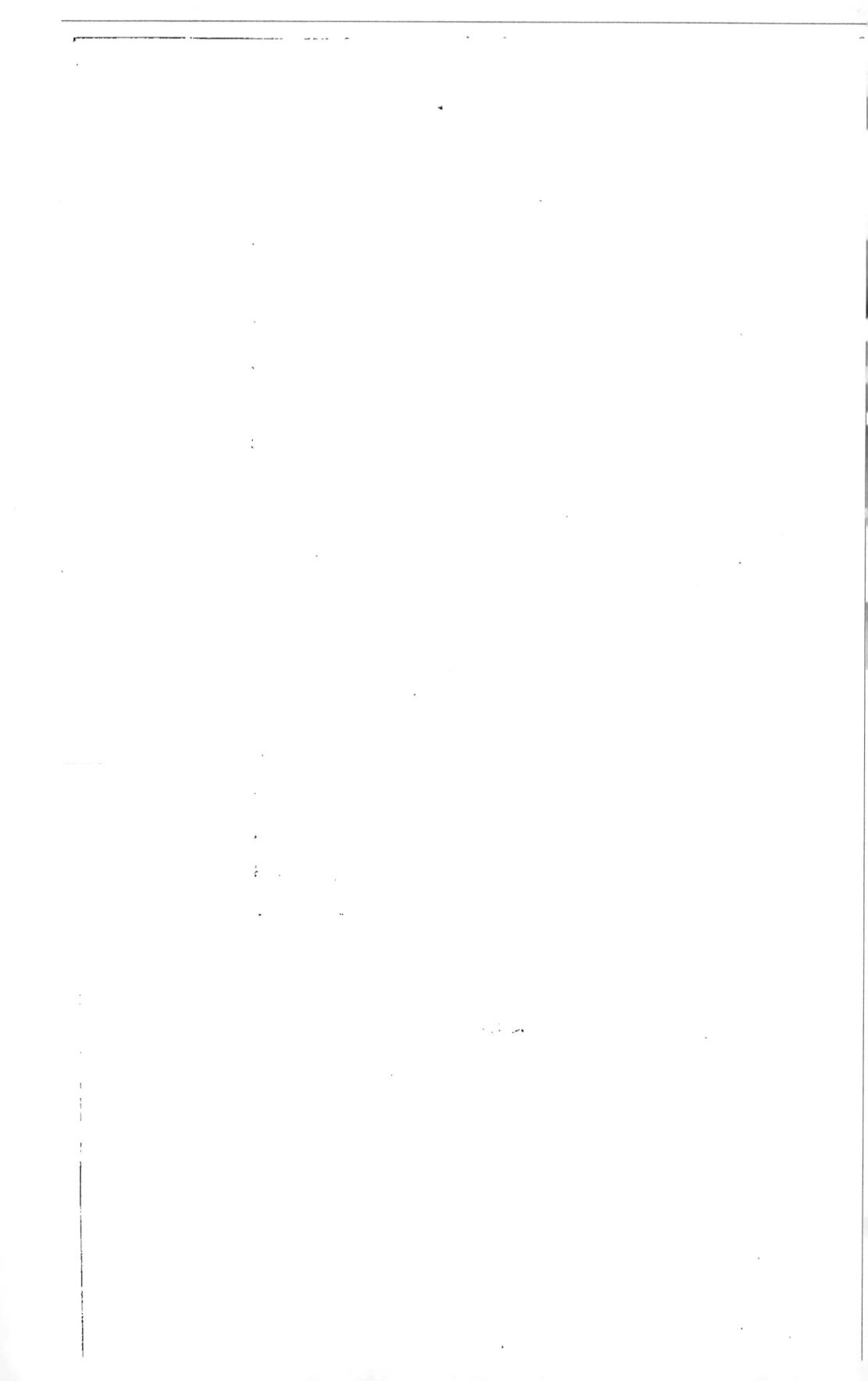

Le dernier dénombrement de la population du Calvados, fait en 1866, constate, sur le chiffre du dénombrement de 1861, une diminution de 6,083 habitants.
La population qui, en 1861, s'élevait à 480,992, n'est
plus aujourd'hui que de 474,909.

Justement préoccupée de cette dépopulation considérable, l'Administration s'est demandé s'il ne fallait pas
mettre au nombre de ses causes, évidemment com-
plexes, l'usage *immodéré du biberon*, c'est-à-dire la sub-
stitution de l'allaitement *artificiel* à l'allaitement *naturel*;
et, par une lettre en date du 15 janvier 1867, M. le
Préfet a fait appel, sur cette question spéciale, à la
compétence du Conseil départemental d'hygiène et de
salubrité.

Nous avons donc la mission de rechercher l'influence
que peut avoir l'allaitement artificiel sur la santé du
nouveau-né, et de déterminer l'action exercée sur la

mortalité du département par ce mode d'alimentation contraire aux lois naturelles.

Jamais, peut-être, mission plus importante, plus délicate n'avait été confiée au Conseil d'hygiène. Aussi, en acceptant l'honneur d'être l'interprète de sa Commission, nous ne nous sommes dissimulé ni les difficultés de notre tâche, ni le besoin d'une plume plus exercée que la nôtre à faire parler les chiffres.

S'il est une vérité physiologique incontestable et, du reste, incontestée, c'est la supériorité de l'allaitement *naturel*, et avant tout *maternel*, sur tout autre genre d'alimentation pour le nouveau-né. *Priver l'enfant du sein de sa mère, à quelques exceptions près, c'est compromettre sa santé, c'est rendre les chances de mort beaucoup plus nombreuses :* tel est le langage de la science ; tel est notamment le langage des Comités d'hygiène d'arrondissement consultés, comme nous, sur le même sujet, et dont les délibérations nous ont été communiquées.

M. Genteur l'avait déjà dit dans la savante discussion qui a eu lieu récemment au sein du Sénat : *Le biberon* (1) *est la cause de l'affreuse mortalité qui décime les enfants dans tous les départements de l'ancienne Normandie ;* et, en cela, M. le commissaire du Gouvernement n'a été

---

(1) Nous appelons *biberon* un petit vase de verre ou de tout autre substance ayant un bec ou tuyau par lequel l'enfant aspire le liquide qu'il renferme. Il présente des variétés de forme et de composition que nous aurons soin de signaler plus tard. Dans les campagnes on lui donne communément le nom de *petit pot*. Contrairement donc à une assertion dernièrement émise en haut lieu, ces deux mots de *petit pot* et *biberon*, parfaitement synonymes, servent, au moins dans notre pays, à désigner le même objet.

que l'éloquent interprète d'une opinion assez généralement admise. — A l'Académie de Médecine, pareilles accusations avaient été formulées contre l'allaitement artificiel, et le biberon a été considéré par la savante Compagnie *comme un instrument de maladie ou de mort.*

Mais nous devons, dès ce moment, tout en nous associant aux diverses critiques dont il a été l'objet, faire une réserve expresse : *Si le biberon est si fatal au nouveau-né, c'est qu'une foule de contraventions aux lois de l'hygiène viennent aggraver ses dangers.*

Toutefois, c'est en vain que nous avons cherché, soit dans les ouvrages spéciaux, soit dans les rapports des Sociétés savantes ou des Conseils d'hygiène, des documents établissant par des chiffres, c'est-à-dire d'une manière quelque peu précise, l'influence d'une alimentation artificielle. On se borne à affirmer le danger, que personne ne conteste, à plaindre les victimes, mais sans en indiquer le nombre.

Nous nous sommes efforcé de sortir de ces appréciations générales, dont nous sommes loin assurément de contester l'importance, mais qui, en manquant de précision, ont encore le tort de ne pas s'appliquer plutôt à telle contrée qu'à telle autre. Consulté par le premier magistrat de ce département, le Conseil d'hygiène, tout en tenant compte des données générales de la science, lui devait une œuvre essentiellement locale, ayant pour point de départ et d'application la riche contrée qui nous occupe.

A ce travail, qui peut être considéré comme la partie statistique de notre tâche, il ne sera peut-être pas inutile de joindre , comme un appendice en quelque sorte naturel :

D'une part , — l'énumération rapide de ces usages funestes à l'éducation du nouveau-né, qui non-seulement augmentent les dangers du biberon, mais exercent même une fatale influence sur les enfants qui ont le bienfait de l'allaitement naturel ;

D'autre part,—l'indication sommaire des précautions à prendre pour diminuer cette affligeante mortalité.

STATISTIQUE.

Pour apporter quelque lumière dans cette étude complexe et pour faire ressortir avec plus d'autorité l'influence que le biberon peut exercer sur la mortalité du département, il ne sera pas sans intérêt, avant de présenter des chiffres qui n'ont jamais été posés, de jeter un coup d'œil sur le mouvement de la population du Calvados dans ces derniers temps et sur la mortalité des nouveau-nés considérée d'une manière générale.

D'après le dernier dénombrement fait dans le département du Calvados, la mortalité générale pour l'année 1865 est dans la proportion de 2.51 pour 100 habitants, tandis qu'elle n'est pour toute la France, non compris Paris, que de 2.40.

Ce chiffre, élevé de 2.51 pour 100 en 1865, n'est malheureusement point exceptionnel et ne peut être attribué à quelque influence spéciale et accidentelle. En effet, dans la période quinquennale qui sépare 1861 de 1865, nous constatons ce phénomène vraiment extraordinaire que, bien que le nombre des habitants devienne moindre chaque année, le chiffre des décès

augmente également chaque année d'une manière
absolue.

Ainsi on trouve :

En 1861 . . . . 10 359
En 1862 . . . . 10 504
En 1863 . . . . 10 653
En 1864 . . . . 11 655
En 1865 . . . . 11 934

Si bien que la mortalité, qui est en 1865 de 2.51
pour 100, n'était en 1861 que de 2.13 pour 100.

À côté de ce fait étrange et nous dirions presque
inquiétant, vient s'en placer un autre non moins frap-
pant. Si l'on compare le nombre des naissances et
des décès pendant la même période, c'est-à-dire de
1861 à 1865, on trouve que les décès surpassent les
naissances par le chiffre énorme de 6.730.

Décès. 55 105
Naissances 48 375

C'est une opinion généralement accréditée aujour-
d'hui que la diminution de la population dans notre
département est principalement due à l'émigration
vers les centres industriels, notamment vers Paris ;
à l'aide des chiffres que nous venons de rappeler,
nous croyons pouvoir démontrer que cette opinion,
que nous avions nous-même partagée avant de nous
livrer à cette étude, est complètement erronée.

En effet, la diminution totale dans la période quinquennale 1861-1865 est de 6.083 ; la prédominance des
décès sur les naissances est de 6 730 (différence en
plus 647) ; il faut donc que 647 habitants soient venus

du dehors pour que cet excédant de décès (6 730), sur les naissances ne représente pas exactement le chiffre de la dépopulation.

Nous devons dire dès lors qu'il y a eu chez nous *immigration* et non plus *émigration*.

Ces quelques considérations, rendues arides par tant de chiffres, s'éloignent moins de notre sujet qu'elles ne le paraissent peut-être. Nous pouvons maintenant considérer comme un point acquis que la dépopulation tient simplement à ce que le nombre des décès l'emporte sur celui des naissances ; c'est là et non ailleurs qu'il faut en chercher les causes.

Cet excès de mortalité peut s'expliquer à son tour par deux causes distinctes :

1° La proportion plus grande des décès relativement à la population ;

2° La proportion moins grande des naissances.

Nous avons prouvé que la première existe, puisque chaque année le nombre des décès suit une progession ascendante.

Quant à la seconde (diminution relative des naissances), elle est moins nettement accusée, mais elle vient pourtant joindre ses effets à la première.

On trouve en effet :

En 1861 . . . . . . 9 789 naissances.
En 1862 . . . . . . 9 680
En 1863 . . . . . . 9 592
En 1864 . . . . . . 9 703
En 1865 . . . . . . 9 611

Il est toutefois important de remarquer, contrairement encore à l'opinion généralement accréditée , que la diminution relative des naissances est loin d'être aussi considérable que l'augmentation relative des décès.

Ainsi, pour ne parler que des deux années extrêmes de la période quinquennale, nous comptons , en 1865 , 1575 décès de plus qu'en 1861 , tandis qu'il n'existe en moins que 178 naissances.

Par conséquent si, en nous bornant à ne tenir compte que de la dernière période quinquennale, nous représentions par 1 l'influence de la diminution des naissances sur la dépopulation , l'influence exercée par la mortalité proprement dite serait représentée par 9 (1).

Il y a même lieu de s'étonner que cette diminution dans le chiffre des naissances ne soit pas plus accusée, lorsqu'on considère dans quelles proportions les mariages eux-mêmes diminuent.

---

(1) On se ferait une fausse idée de cette influence de la diminution des naissances, si l'on ne savait que depuis longtemps, depuis la fin du siècle dernier, cette diminution , relativement à la population de la France, existe et ne fait que s'accroître de plus eu plus. — Nous n'avons pas de chiffres antérieurs à 1817 ; mais dans la période 1817-1826, le nombre des naissances a été de 2,92 pour 100 habitants ; dans la période de 1857-1853, de 2,48 pour 100 ; c'est donc une différence de 0,44 pour 100 en moins.

Le département du Calvados se distingue encore à ce point de vue. — En effet , tandis que la moyenne de la France en 1863 , le département de la Seine non compris, représente 1 naissance sur 38,07 habitants, la moyenne du Calvados ne donne que 1 naissance sur 49.51 habitants.

En 1861, on compte. .   .   .   . 3 823 mariages.

En 1862, — 3 673

En 1863, — 3 527

En 1864, — 3 434

En 1865, — 3 409

Ainsi, l'année 1865 accuse un déficit de 415 mariages relativement à l'année 1861.

Il faut tenir compte sans doute de la diminution de la population qui, en 1865, est inférieure de 6 083 à la population de 1861 ; mais n'oublions pas que cette perte de 6 083 habitants tient à une mortalité qui n'a guère sévi sur les adultes, sur les individus nubiles, mais bien plutôt sur les vieillards et principalement sur les enfants, ainsi que nous allons le démontrer.

C'est un pas à faire vers la solution cherchée que nous allons bientôt atteindre à travers tous ces chiffres, arides sans doute, mais indispensables.

En France, sur 100 enfants nés vivants, il en meurt dans la première année 17 pour 100. Chiffre exact : 17,638 pour 100.

Dans deux des pays dont nous avons la statistique, le chiffre est moins élevé :

En Angleterre .   .   .   .   . 15,24 pour 100.

En Belgique.   .   .   .   .   . 15,42 pour 100.

Dans deux autres, il est plus élevé :

En Prusse .   .   .   .   .   . 18,72 pour 100.

En Autriche.   .   .   .   .   . 24,46 pour 100.

Il serait très-intéressant de savoir à quoi tiennent ces différences très-grandes entre certaines contrées. Pourquoi, par exemple, lorsque la mortalité n'est que de 15 pour 100 en Angleterre, est-elle de 24 pour 100 en Autriche, *un tiers* plus considérable ?

La solution d'une pareille question exigerait l'appréciation de circonstances multiples sur la plupart desquelles nous n'avons aucun renseignement.

Notons toutefois, en passant, l'une des causes principales à laquelle certains économistes attribuent cette mortalité relativement très-faible des enfants anglais. On sait que la mortalité frappe sur les enfants illégitimes beaucoup plus que sur les enfants légitimes. Il y a en moyenne une différence de moitié ; c'est donc surtout la mortalité des enfants naturels qui vient grossir les chiffres. — Or, s'ils sont si peu élevés en Angleterre, c'est, dit-on, que la législation contre les séducteurs est d'une sévérité exceptionnelle !

Quoi qu'il en soit, nous sommes moins heureux en France dont la mortalité est, disons-nous, de 17 pour 100, ou plus exactement, de 17,63 pour 100.

Quelle est-elle dans le département du Calvados ? Pour les cinq années de 1861 à 1865, elle est en moyenne de 17,24 pour 100. Chiffre rond : 17 pour 100.

Cette mortalité s'est accrue progressivement de 1861 à 1865. —17,24, en effet, est la moyenne des cinq années, mais, en 1861, elle n'était que de 16,84 pour 100, tandis qu'en 1865 elle s'est élevée à 17,50 pour 100.

Quelques départements ont une mortalité plus grande que la nôtre.

Nous citerons :

Mortalité des enfants avant 1 an.

La Sarthe.	19 pour 100.
Loir-et-Cher.	20 — 100.
Vaucluse.	21 — 100.
Basses-Alpes.	22 — 100.
Loiret.	22 — 100.
Marne.	23 — 100.
Yonne.	24 — 100.
Eure-et-Loir.	29 — 100.

Mais, à côté de ces départements beaucoup plus maltraités que le Calvados, il en est d'autres où le mal est bien moins grand.

La Creuse a une mortalité de 11 pour 100.
La Manche 13 pour 100.

Le chiffre de ce dernier département mérite toute notre attention, surtout par cette raison que les diverses conditions hygiéniques y sont à peu près les mêmes que dans le Calvados. S'il est vrai, comme nous allons le prouver, que le biberon, avec les abus qui en accompagnent l'usage, soit une cause active de mortalité, nous pensons que l'avantage qu'ont sur nous nos voisins tient à ce qu'au moins pour la partie nord du département de la Manche, presque toutes les femmes tiennent à honneur de remplir strictement leurs devoirs de mère, et ont conservé une répugnance instinctive non-seulement pour l'allaitement artificiel, mais même pour l'allaitement mercenaire.

Établissons maintenant comment se répartit, dans

notre département, cette mortalité générale de 17 pour 100.—Quelle est la part qui incombe au *biberon ?* —Quelle est la part des enfants élevés au sein ?

Ici nous abordons directement le problème à résoudre.

Pour répondre à ces questions, il importe de connaître : 1° quel est le nombre des enfants soumis au régime du biberon, 2° quel est, dans cette catégorie, le chiffre des décès.

Il résulte des documents officiels et de renseignements puisés à des sources nombreuses et variées, que le *tiers* environ des enfants du département sont élevés au biberon ; les deux autres tiers sont nourris au sein.

Or, en 1866, l'année la plus rapprochée de nous et sur laquelle, pour plus de certitude, nous avons dû concentrer nos recherches, il résulte des réponses des maires consultés officiellement que la proportion des décès s'établit de la manière suivante :

La mortalité pour les enfants élevés au biberon a atteint le chiffre élevé de 30,77 pour 100, tandis que le chiffre des enfants élevés au sein n'a été que de 10,89 pour 100 (1).

_____

(1) Comme ces chiffres jouent un rôle très-important dans la question qui nous occupe, ou plutôt comme ils constituent en quelque sorte toute la question, nous tenons à dire les précautions que nous avons prises pour arriver à une appréciation suffisamment exacte.

Sur la première question, celle de savoir quelle est la proportion des enfants élevés au biberon, nous nous sommes adressé aux confrères exerçant dans divers cantons du département ; nous avons interrogé les sages-femmes ; enfin, nous avons fait appel à l'obligeant concours de l'inspecteur des enfants assistés, M. le docteur Lépée, qui a mis

Mettons en regard ce double résultat :

Mortalité des enfants au sein. . . . 10 pour 100.
Mortalité des enfants au biberon . . 30 pour 100.

Ces chiffres sont éloquents ; ils confirment pleinement

à notre disposition, avec un empressement dont nous lui sommes reconnaissant, les documents recueillis avec le plus grand soin dans ses tournées d'inspection. *Tous* s'accordent à dire que le *tiers* à peu près des enfants du département sont élevés au biberon.

Quel que soit le degré de confiance qu'on soit en droit d'accorder à des personnes évidemment bien renseignées, et qui n'ont aucun intérêt à altérer la vérité, nous avons voulu, avant de prendre cette proportion comme base de nos calculs, en vérifier en quelque sorte l'exactitude, et voici comment :

De l'aveu de tous les praticiens, la mortalité devient sensiblement la même dans la deuxième année, qu'il s'agisse du sein ou du biberon. Or, il arrive précisément que les enfants morts au biberon dans la seconde année représentent le tiers à peu près de la totalité des décès dans cette même seconde année.

En présence de cette conformité des résultats, nous avons pensé que cette proportion d'un tiers était suffisamment établie pour en tirer des conclusions générales.

Nos recherches pour la seconde question ne devaient pas être moins complètes.

Pour savoir combien d'enfants au biberon étaient morts, soit dans la première, soit dans la seconde année, nous avons prié l'Administration de prendre des informations directes près des maires, en les invitant à indiquer, parmi les enfants décédés dans leur commune, combien étaient élevés au biberon, combien étaient élevés au sein.

On comprendra que ces recherches toutes nouvelles, et complètement en dehors des habitudes administratives, n'aient pu s'étendre à toutes les années de la période quinquennale. Nous avons dû concentrer nos efforts sur une seule année, sur 1866, qui, bien qu'en dehors de cette période, avait l'avantage d'être plus rapprochée de nous et de laisser des souvenirs plus précis. C'était les accusations portées contre *l'allaitement artificiel ;* ils imposent aux parents la plus grande réserve, et ils doivent provoquer de la part de tous, hommes de science, hommes d'administration, les plus constants efforts pour restreindre autant que possible l'habitude de ce régime qui, avec les autres abus dont il est l'occasion, enlève chaque année, il faut bien en convenir, des centaines d'enfants.

Avons-nous fait toute la part de l'influence désastreuse du biberon, quand nous avons compté le nombre de décès qui doivent lui être imputés ?

simplifier le travail, et par cela même se mettre autant que possible à l'abri de toutes les chances d'erreur.

On reconnaîtra que ce mode d'investigation présente de sérieuses garanties, si l'on réfléchit que le nombre des décès des enfants, en première année, ne dépasse pas ordinairement le chiffre de 1 600, que le nombre des communes s'élève à 765, et que chaque maire n'a eu, par conséquent, à répondre en moyenne que sur le sort des *deux* enfants dont il venait d'enregistrer le décès aux actes de l'état civil. *Quatorze* maires seulement, sur *sept cent soixante-quinze,* n'ont pas adressé de renseignements. On comprend, dès lors, qu'il a été facile d'établir des proportions que les quatorze réponses non parvenues n'auraient pu changer d'une manière notable.

Les chiffres proportionnels ainsi obtenus, et qu'aucune circonstance accidentelle n'autorise à regarder comme exceptionnels, peuvent être appliqués à l'année 1865, où les divers éléments statistiques sont connus :

On obtient ainsi :

Naissances.	9 641
Enfants élevés au biberon . . .	3 201
— — sein	6 407
Morts au biberon.	986
— sein	698

2

Telle n'est pas notre opinion : après les « tués » il faut
compter les « blessés ». Si ce régime et ses abus enlèvent
tant d'enfants, n'est-il pas rationnel de supposer qu'il
altère d'une manière profonde la constitution d'un très-
grand nombre ?

L'observation directe nous le démontre tous les jours;
et c'est là peut-être qu'il faut chercher, au moins en
partie, l'explication de ces résultats singuliers fournis par
le recrutement de l'armée dans l'ancienne Normandie.

Ainsi, les exemptés pour défaut de taille y sont peu
nombreux : 47 seulement pour 1 000. Cela s'explique
par l'influence d'origine ; la taille est avant tout, comme
on l'a dit, l'expression de la race. « Ce sont les hommes
grands qui font les hommes grands. »

Mais, à côté de ce petit nombre d'exemptés pour défaut de taille, 310 sont réformés pour infirmités ; de
sorte que nos départements de l'Eure, du Calvados,
de la Seine-Inférieure et de la Manche, ne donnent en
moyenne sur 1 000 hommes que 643 hommes aptes au
service militaire ; tandis que la Bretagne, pays relativement très-pauvre, où le défaut de taille est beaucoup
plus fréquent, envoie jusqu'à 705 hommes sous les
drapeaux ! Or, l'allaitement artificiel n'y est que ra-
rement employé.

Ainsi, l'influence du biberon sur les nouveau-nés
pourrait se résumer par deux mots : la *mort* des uns,
l'étiolement des autres.

Toutefois, nous avons hâte de le répéter, et nous ne
saurions le dire avec trop d'insistance, tout le mal n'est
pas imputable à l'allaitement artificiel proprement dit.

Gardons-nous de rendre le biberon responsable de toutes nos infractions à l'hygiène. De combien d'erreurs, de préjugés, de coutumes absurdes, ces pauvres enfants, ceux qui sont élevés au biberon comme les enfants au sein, mais particulièrement les premiers, ne sont-ils pas victimes ? Personne ne contestera que l'allaitement artificiel, s'il était fait avec soin, en respectant scrupuleusement toutes les lois de l'hygiène, serait moins funeste ; le chiffre de 30 pour 100 pourrait certainement être abaissé. Qui oserait également prétendre que celui de 10 pour 100 qui représente la mortalité des enfants élevés au sein, ne soit trop élevé, et qu'une foule d'abus ne viennent grandement compromettre leur santé ou leur vie ?

Cette mortalité moyenne, pour les uns et pour les autres, de 17 50 pour 100, est donc trop élevée ; elle peut être diminuée ; il faut qu'elle le soit.

Blâmons l'usage du biberon puisqu'il nous est démontré mauvais ; disons quelle responsabilité assument les parents qui l'adoptent ; mais signalons en même temps à ceux que d'impérieuses circonstances y condamnent les abus qui en font un instrument dangereux ; et, tout en affirmant la supériorité de l'allaitement *naturel*, et surtout MATERNEL, proclamons hautement que le sein ne constitue pas un moyen de salut *quand même ;* qu'il n'enlève rien aux droits imprescriptibles de l'hygiène ; indiquons comment de part et d'autre, soit qu'il s'agisse du sein, soit qu'il s'agisse du biberon, un grand nombre d'enfants peuvent être arrachés à la maladie, à la mort, et le conseil d'hygiène, répondant à la confiance de l'administration, aura rempli envers le pays un devoir sacré entre tous.

CAUSES EXERÇANT UNE INFLUENCE SUR LA MORTALITÉ DES ENFANTS ÉLEVÉS AU BIBERON.

> Observez la nature et suivez la route
> qu'elle vous trace.
>
> R.

L'accouchement ne rompt pas d'une manière brusque et absolue les liens physiologiques qui unissent l'enfant à sa mère. La nature a tout disposé d'une manière merveilleuse pour qu'il continue de puiser dans l'organisme maternel les éléments de sa nutrition. Les matériaux qui lui sont préparés sont admirablement proportionnés à la faiblesse et à la délicatesse de ses organes ; et, à mesure que ceux-ci prennent de la vigueur et du ton, nous voyons les matières qu'ils doivent élaborer subir parallèlement des transformations nouvelles.

Prétendre égaler la nature dans cette mystérieuse élaboration, serait tenter l'impossible.

Si encore on s'engageait dans cette voie avec toutes les précautions, avec toute la circonspection que doit imposer une si grande, une si délicate entreprise !

Dire tous les préjugés, toutes les pratiques malsaines ou ridicules auxquelles l'enfant se trouve en général soumis dans notre département, serait une tâche qui dépasserait les limites dans lesquelles nous sommes obligé de nous renfermer.

Aussi bien, n'est-il vraiment utile que de signaler les abus principaux, les plus compromettants, les plus

répandus , ceux qui malheureusement de nos jours
ont encore conservé quelque crédit.

Nous les rangerons sous trois chefs principaux :

1° Régime ;

2° Soins de propreté ;

3° Vêtements.

1° Régime.

Lorsqu'on se trouve dans la nécessité de recourir à
une alimentation artificielle , *au biberon ou petit pot* ,
la première condition est incontestablement de donner
au nouveau-né des aliments d'une nature et d'une
composition se rapprochant autant que possible des
éléments de nutrition offerts par la mère. Le lait fourni
par les animaux domestiques, surtout celui de la vache,
semble tout naturellement indiqué.

En lui faisant subir certaines modifications sur lesquelles nous insisterons plus tard , personne ne contestera que c'est là le seul moyen d'imiter autant que
possible l'allaitement naturel.

Eh bien, qu'observons-nous tous les jours et souvent,
il faut le dire, malgré nos plus pressantes recomman-
dations ? D'abord , pour quelques-uns , le lait est pros-
crit d'une manière presque complète, et cela surtout
lorsque l'enfant est faible. Le lait, dit-on, ne serait pas
assez *fortifiant* pour un être aussi chétif ! et par pitié pour
sa faiblesse, on l'étouffe avec une épaisse bouillie. Sans
doute, une bouillie bien cuite, légère, faite avec la farine
de blé, la fécule, le tapioca, peut, donnée en petite
quantité, être digérée par l'estomac d'un enfant ; mais,
dans les premières semaines, elle fatigue promptement

les organes et produit fréquemment ces troubles digestifs qui, quand ils ne compromettent pas la vie, altèrent au moins la constitution. Ce régime des féculents produit aussi souvent cet énorme embonpoint, ces grosses joues bouffies qui font le bonheur des mères et des nourrices, mais qui ne sont, qu'on le sache bien, que l'indice d'une constitution débile.

Nous ferons les mêmes observations à propos des bouillons, des potages, des soupes, qui s'éloignent encore davantage de l'allaitement naturel, occasionnent par conséquent plus d'accidents et prédisposent d'une manière toute spéciale au rachitisme. Ce régime est très-souvent imposé aux enfants qui sont élevés au sein. Il en est beaucoup, la majorité, pour lesquels l'allaitement dès les premiers temps, ne forme en quelque sorte qu'un appoint.

Néanmoins, le nombre des victimes serait bien moins considérable encore si l'on n'avait trop souvent l'habitude de joindre à cette mauvaise alimentation ce que nous appellerons, en nous plaçant au point de vue de ceux qui en usent, des *fortifiants accessoires.*

Les principaux sont le cidre, le vin, le café, et il faut bien le dire puisque nous l'avons vu, l'eau-de-vie !

Le *cidre* est très-fréquemment employé, surtout dans les environs de Pont-l'Évêque. — Il est si excellent, dit-on, dans ce pays d'Auge ! — Si on n'en donne pas toujours dès les premières semaines, il n'est presque pas d'enfant dans certaines communes qui, à partir de 3 ou 4 mois, ne boive à son repas un verre de cidre et même davantage ; c'est-à-dire qu'on les grise régulièrement deux ou trois fois par jour.

L'usage du *vin* est moins répandu ; cependant, comme il passe pour être encore plus *fortifiant* que le cidre, il est aussi la cause pour bon nombre d'enfants d'un épuisement prématuré.

Nous nous rappelons avoir vu un enfant dont les forces ne se développaient pas, disait-on, assez rapidement sous l'influence d'une alimentation lactée ; il fut soumis à l'usage exclusif de l'eau rougie ; au bout de six semaines, il était réduit à un état de marasme d'où les soins d'une bonne nourrice eurent grand peine à le tirer.

Le *café* n'est guère employé comme une boisson régulière. Cependant on l'administre beaucoup trop souvent, et les parents qui n'en donnent que d'une manière accidentelle et en se jouant en quelque sorte, ne savent pas sans doute que cette infusion provoque presque toujours un mouvement fébrile, excite outre mesure le système nerveux, si impressionnable à cet âge, et appelle les convulsions.

Enfin, que dire de *l'eau-de-vie !* rien ; ou plutôt, faisons à ce propos cette triste réflexion : c'est que quelle que soit l'évidence avec laquelle nous démontrerons que cet alcool peut devenir un poison non moins funeste à l'enfant qu'à l'adulte, l'abus n'en continuera pas moins.

On vous citera l'enfant de M. X., qui en a bu tous les jours et qui cependant est très-robuste : cela doit-être en effet ; autrement il serait mort depuis longtemps.

Vraiment, en présence de pareils exemples (et nous affirmons ne pas charger le tableau), loin d'être surpris

du chiffre de la mortalité des nouveau-nés, on se de
mande comment il se fait qu'une aussi forte proportion
échappe à de tels dangers.

Et pourtant , à ces pratiques funestes au point de
vue du régime, viennent s'en joindre d'autres presque
aussi regrettables et que nous signalerons rapidement.

2º Soins de propreté.

Les soins de propreté, indispensables pour l'exercice
régulier des fonctions, deviennent pour les enfants d'une
impérieuse nécessité ; mais pour beaucoup d'entre eux,
les lotions générales, les bains, sont choses inconnues ;
c'est un luxe dont on se prive d'autant plus volontiers
qu'il est regardé comme débilitant. De là, des excoria-
tions , des érythèmes, des maladies de peau plus ou
moins graves.

Il est un point surtout sur lequel les matrones
ne plaisantent pas , nous voulons parler du *chapelet* ,
espèce de croûte résultant de sécrétions abondantes
dont le cuir chevelu des enfants est le siége. Bien que
la malpropreté ne soit pas plus respectable à la tête
qu'aux pieds, il faut quelquefois insister avec une cer-
taine fermeté, même auprès de gens intelligents, pour
que cette partie du corps soit lavée , nettoyée , propre
comme les autres. Et cependant sans parler de l'odeur
et de l'aspect repoussant, même pour les plus jolies
têtes, il arrive que ces croûtes noirâtres, refuge de
nombreux parasites, irritent le cuir chevelu, descendent
sur le visage, déterminent du côté des yeux ou des

oreilles des inflammations chroniques qui ont leurs dangers.

Trop heureux quand, sous l'inspiration de quelque « sorcier », la tête du pauvre enfant n'est pas plongée dans quelque fontaine fameuse, dont l'eau glacée, malgré les incantations, n'en détermine pas moins trop souvent une repercussion mortelle.

3° Vêtements.

Les vêtements ne donnent lieu à aucune observation bien sérieuse. Les enfants ne subissent plus aujourd'hui dans notre pays cette affreuse constriction de la *frette* à laquelle on croyait indispensable de les soumettre autrefois. Sous ce rapport, la science a vaincu le préjugé.

Signalons pourtant cette *anglomanie* qui consiste à ne couvrir ni le cou, ni les bras, ni les jambes : coutume qui empêche l'égale répartition de la chaleur et du sang et prédispose ainsi aux congestions viscérales ; caprice bizarre, dont on pourrait rire, s'il n'était dangereux.

Tels sont, nous ne dirons pas tous les abus, mais les principaux, qui, soit qu'il s'agisse du sein, soit qu'il s'agisse du biberon, viennent augmenter dans de larges proportions, la mortalité de l'enfance.

PRÉCAUTIONS A PRENDRE POUR DIMINUER LA MORTALITÉ
DES ENFANTS.

L'allaitement maternel ! c'est surtout là
qu'est le salut.
HUSSON (*Académie de Médecine*).

Ainsi que nous l'avons fait remarquer, l'allaitement naturel, l'allaitement au sein ne met point dans notre pays les enfants à l'abri des nombreuses contraventions à l'hygiène que nous venons de signaler.

Généralement, les mêmes pratiques viennent compromettre leur existence, et cependant la mortalité pour eux n'est que de 10 pour 100.

Pour ceux qui sont condamnés au biberon, elle est de 30 pour 100, trois fois plus grande.

Est-il possible de contester en face de ce résultat la toute-puissance de l'influence du sein, et surtout du sein maternel ?

Pourquoi dès lors ne dirions-nous pas à la mère, à laquelle parfois de vains prétextes font oublier son devoir : « Cet enfant que vous condamnez à un régime contre nature, vous doublez, si vous ne triplez pour lui les chances de mort. »

Il y a peu de mères, vraiment dignes de ce nom, pour lesquelles un pareil argument ne serait décisif ; surtout si l'on ajoute que les lois physiologiques imposent l'allaitement tout aussi bien à la mère qu'à l'enfant ; qu'il y a danger à s'y soustraire, et pour l'une et pour l'autre ; que les femmes qui seraient de mauvaises nourrices fournissent à leurs propres enfants une alimentation suffisante ; enfin , qu'à moins de contre-indication formelle, comme une constitution très-faible, une affection héréditaire , elles doivent sans hésitation se soumettre à cette loi de la nature.

Mais, au moins, par respect pour les plus simples règles de l'hygiène et du bon sens, qu'on ne perde pas le bénéfice de cette alimentation, si parfaitement appropriée à cet être si délicat , au moyen de ces usages funestes signalés à propos du biberon, lesquels débilitent au lieu de fortifier et qui élèvent la mortalité à 10 pour 100.

Il en meurt 1 sur 10 ; il n'en mourrait peut-être pas 1 sur 20 , si, au lieu de ces aliments grossiers, indigestes , dans le cas où la quantité de lait sécrétée est réellement insuffisante , on employait le lait de vache ou autre avec les précautions que nous allons indiquer pour le biberon.

Car , il faut bien le reconnaître , quels que soient nos efforts , cette coutume du biberon est trop entrée dans les mœurs, elle donne trop de satisfaction à certaines convenances , — nous ne voulons pas dire à certains intérêts,— pour qu'on puisse espérer la détruire.

Et , d'ailleurs , ne sommes-nous pas plus ou moins forcé d'admettre que , dans certains cas , quelques familles , pour plusieurs raisons , ne sauraient se soustraire à son impérieuse nécessité.

Dès lors, nous ne pouvons nous dispenser de tracer d'une manière générale les règles à suivre :

1° Le biberon doit être en verre, terminé par un

goulot également en verre, rappelant la forme du mamelon. Malgré sa dureté, avec un peu de persévérance, on le fait promptement accepter.

Les éponges et les appareils plus ou moins compliqués, proposés par une foule d'industriels, à moins qu'ils ne soient soigneusement lavés chaque fois qu'on s'en sert, acquièrent de l'odeur, de l'acidité et sont difficiles à nettoyer.

En tout cas, il ne faut jamais se servir de biberons en étain. Le plomb qu'ils contiennent toujours en grande proportion peut, sous certaines influences, changer le lait en poison.

2° Le lait de vache est, dans notre pays, celui qu'on se procure le plus aisément; il peut être employé avec avantage.

Comme il est trop riche pour un enfant qui vient de naître, on en atténue les qualités nutritives avec de l'eau *pure*.

La proportion varie suivant l'âge et les forces digestives de l'enfant. Pendant la première semaine, le lait de vache ordinaire sera coupé avec les trois quarts d'eau, pendant les premiers mois avec moitié, avec un quart seulement jusqu'au sixième mois, époque à laquelle on peut le donner pur.

On donnera le mélange tiède en chauffant seulement l'eau.

Si le lait est donné pur, on le chauffera au *bain-marie*.

L'ébullition le prive d'une partie de son arôme et de l'air qui le rend plus digestible.

Quant aux soupes, aux bouillies, aux panades dont nous avons signalé la pernicieuse influence dans les premières semaines, elles n'entreront dans le régime que vers l'âge de cinq ou six mois.

On aura de préférence recours aux bouillies de farine de blé et de fécule, claires et bien cuites. En tout cas, jamais de cidre, de vin, de café; l'eau doit être à cet âge la boisson préférée.

Ces prescriptions s'appliquent aux enfants au sein comme aux enfants au biberon.

Les *lotions générales*, les *bains* trois ou quatre fois la semaine, sont d'une grande utilité. Ils ne sont nullement débilitants si l'on a soin d'y ajouter un peu de cristau (sous carbonate de soude) ou de savon.

Le *chapelet*, en dépit des préjugés, constitue une malpropreté qui ne doit être jamais respectée. On l'enlèvera avec certaines précautions, ou on l'empêchera de se former par des onctions huileuses et des lotions fréquentes.

Après la première promenade de l'enfant qui doit avoir lieu en moyenne du 15e au 20e jour de sa naissance, on ne consultera ni baromètre ni thermomètre pour les sorties suivantes.

L'air, le soleil, sont la moitié de la vie de l'enfant. Il sortira donc chaque jour, et restera bientôt exposé une partie de la journée en plein air.

Ces prescriptions hygiéniques sont élémentaires, peu nombreuses, précises ; elles sont d'une exécution simple et facile. Ponctuellement suivies , elles peuvent sauver la vie , chaque année , dans notre département, à des centaines d'enfants.

Est-ce une raison pour espérer qu'on en tiendra un compte sérieux ? Malheureusement , découvrir l'abus, le mettre en évidence , en faire toucher du doigt les fâcheuses conséquences , ce n'est pas l'avoir détruit. Il est à craindre que , pendant longtemps encore, nous ne voyions, dans notre riche et fertile contrée, l'animal domestique entouré de plus de soins , de plus de précautions que l'enfant. Et cependant , si les hommes éclairés, cédant enfin à la voie de l'expérience et de la raison , secouaient résolument tous ces préjugés , l'exemple, heureusement contagieux , ne tarderait pas à s'imposer à la masse; et peut-être verrions-nous notre population Normande , aujourd'hui évidemment déchue de sa vigueur traditionnelle, devenir plus saine, plus robuste et reprendre , au lieu de rétrograder , sa marche d'accroissement normal !

Mais la routine n'abdique pas aisément !

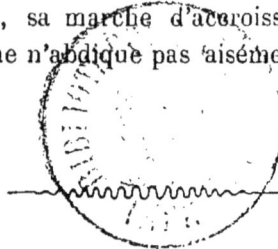

CAEN.—Typ. de F. LE BLANC-HARDEL.